ACADÉMIE DE MÉDECINE
Séance du 16 mars 1875.

DE LA

DÉCOUVERTE DE LA LITHINE

DANS LES

EAUX MINÉRALES D'AUVERGNE

ET DU

Rôle de cet alcali dans le traitement de certaines manifestations de la GOUTTE et du RHUMATISME

MÉMOIRE

PRÉSENTÉ

PAR LE DOCTEUR BOUCOMONT

Ex-élève de l'École pratique de chimie;
Pharmacien de première classe de l'École supérieure de Paris;
Membre de la Société d'hydrologie médicale;

MÉDECIN CONSULTANT A ROYAT

PARIS

ADRIEN DELAHAYE, LIBRAIRE-ÉDITEUR

Place de l'École-de-Médecine.

1875

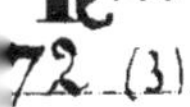

DE LA

DÉCOUVERTE DE LA LITHINE

DANS LES

EAUX MINÉRALES D'AUVERGNE

Ce n'est que depuis très-peu d'années que la présence de la lithine a été signalée dans les eaux minérales. M. Truchot, professeur à la Faculté des sciences de Clermont, ayant découvert une assez forte proportion de lithium dans les terres de la Limagne, a été porté à rechercher ces sels dans les nombreuses sources thermales de l'Auvergne. L'analyse est venue confirmer ses espérances ; les eaux minérales de ce groupe sont les plus lithinées de France ; celles de Châteauneuf et de la grande source de Royat sont plus riches même que celles de Baden-Baden qui, jusqu'à présent, occupaient en hydrologie le premier rang (1).

C'est à l'aide du spectroscope que cet alcali a été découvert et dosé. Ce procédé d'analyse est le seul assez sensible pour révéler promptement la présence du lithium et permettre de préciser, à deux milligrammes près, la quantité qu'en referme un liquide.

(1) Cette découverte faite et publiée par M. Truchot en avril 1874 est d'une année antérieure à la brochure qu'il vient de faire paraître (23 mars 1875), en collaboration pour la partie médicale avec M. le Dr Fredet nouvellement inscrit sur la liste des médecins consultants de Royat. Les dernières expériences de M. Truchot n'ont fait du reste que contrôler ses premières analyses et ont maintenu lesdoses de lithine que j'avais annoncées à l'Académie, dans la séance du 16 mars.

M. Truchot profita de son séjour au centre de ces contrées bouleversées par les éruptions volcaniques, pour étudier les modifications qu'elles ont fait subir au sol. Il présentait, l'an passé, à l'Académie des sciences, le résultat de ses observations sur l'acide carbonique et l'ammoniaque contenus dans l'atmosphère, et faisait connaître les proportions dans lesquelles ces gaz se trouvent à différentes altitudes. Du reste, chimiste habile, consciencieux dans ses rapports, M. Truchot entoure ses recherches des soins les plus minutieux, et fait appel, pour les contrôler, aux moyens les plus ingénieux de la science.

Voici dans quelle proportion le lithium se trouverait réparti dans les Eaux minérales d'Auvergne :

Mont-Dore	8 milligr.	de chlorure	de lithium	par litre.
Clermont, source de Jaude	15 —	—	—	
La Bourboule	18 —	—	—	
Saint-Nectaire	22 —	—	—	
Châtel-Guyon	28 —	—	—	
Les Roches, près Royat	33 —	—	—	
Châteauneuf	35 —	—	—	
Royat, grande source	35 —	—	—	

Pour bien comprendre l'importance de cette découverte et le rôle des sels de lithine dans la thérapeutique hydro-minérale, nous sommes forcés de dire quelques mots :

1° Du lithium et des sels de lithine ;

2° De l'arthritis et de ses diverses manifestations ;

3° Des agents minéralisateurs les plus importants des Eaux d'Auvergne ;

4° Et enfin de citer quelques observations d'affections arthritiques traitées à Royat.

Tels seront les quatre chapitres qui diviseront ce mémoire.

CHAPITRE Ier

Du Lithium et des Sels de lithine. — Des Eaux minérales lithinées. — Actions de ces sels sur les produits tophacés de la goutte. — Expériences de Lipowitz Garrod et autres. — Emploi thérapeutique de cet alcali.

Le lithium, isolé la première fois par Brandes et étudié ensuite par Bunsen, est un corps simple appartenant à la classe des métaux alcalins. D'un éclat métallique, analogue à celui de l'argent, dont il a la blancheur, il est d'une légèreté telle qu'il flotte sur l'huile de naphte. Son équivalent, par rapport à l'oxygène pris pour unité, est de 6,50. Quoique l'on trouve des traces de ce corps dans plusieurs minéraux, tels que la tourmaline apyre, la pétalite, les spodamen, etc., dans les cendres de plusieurs végétaux, telles que celles de la vigne et du tabac, dans plusieurs terrains, dans l'eau de mer et plusieurs sources minérales, il est cependant toujours en quantité si minime que, malgré les progrès de la chimie, son extraction difficile le maintient à un prix très-élevé.

La lithine, son oxyde, découverte en 1817, par Arfewdson, se présente sous la forme d'une masse spongieuse jaune ; elle a une saveur caustique et une réaction alcaline très-intense analogue à celle de la soude et de la potasse à côté desquelles on la range. La lithine est loin de partager cependant la solubilité des sels précédents ; un litre d'eau distillée ne peut en dissoudre que 12 grammes, et ce n'est qu'en chargeant cette eau d'acide carbonique qu'on peut en augmenter le pouvoir dissolvant.

Parmi les eaux minérales, plusieurs sources de l'Allemagne renferment de notables proportions de lithine. A côté des eaux mères de Solensprudel et d'Unguemach, qui ont, dit-on, quatre grammes de chlorure de lithium par litre, mais ne peuvent être employées à l'intérieur, nous avons à Baden-Baden les sources de Fettquel et de Murquelle, qui ont toujours passé pour les plus riches, quoique ne possédant cependant que 30 milligrammes de ce chlorure ; enfin, celles moins fréquentées de Klausen et Szliacs, dans lesquelles on a trouvé 38 milligrammes de lithine à l'état de carbonate. Plusieurs autres eaux de l'Allemagne sont encore lithinées, mais dans des proportions moindres : telles sont celles de Kreuznach, qui en renferment 7 milligrammes, et Carlsbad, deux.

En France, la lithine a été signalée dans plusieurs sources, Vichy, Vals, Évaux, Plombières, etc., mais en doses si minimes qu'elles n'ont pu, jusqu'alors, être fixées par l'analyse. Niederbronn et Contrexeville en offrent cependant 4 milligrammes. Une seule station peut rivaliser avec celles de l'Allemagne, c'est Martigny-les-Bains, qui a été étudiée avec soin par le docteur Buez, son inspecteur. Cette eau est effectivement aussi riche en lithine que nos voisines d'outre-Rhin, car elle en renferme 30 milligrammes. Je ne doute pas que ce sel n'ait une influence puissante dans le traitement de la goutte et de la gravelle urique, qui attire chaque année, à Martigny comme à Contrexeville, de nombreux buveurs.

Les premières expériences sur l'emploi thérapeutique de la lithine ont été faites en Angleterre : Ure, en 1834, et, quelques années plus tard, Garrod, se sont livrés à des recherches ingénieuses à ce sujet. C'est à la suite d'une expérience de Lipowitz sur l'affinité extrême de l'acide urique pour la lithine, qu'Andrew

Ure pensa à l'utiliser comme dissolvant des calculs d'urate de chaux.

De son côté, Garrod, étudiant les propriétés alcalines de la lithine et les comparant à celles de la soude et de la potasse, prouva, par de nombreuses expériences, la supériorité de cet agent pour neutraliser l'acide urique et former un sel facile à éliminer. Ayant fait préparer séparément des solutions de carbonate lithique, sodique et potassique à la dose de cinq centigrammes de chacun de ces sels dans 30 grammes d'eau distillée, il fit ensuite immerger dans ces différentes solutions, durant quarante-huit heures, de petits cartilages incrustés complétement d'urate sodique. Au bout de ce temps, le cartilage plongé dans la solution lithique se trouva entièrement libre d'urate ; celui qui baignait dans la solution potassique avait perdu beaucoup de son dépôt ; par contre, le cartilage laissé pendant les quarante-huit heures en contact avec la solution sodique fut trouvé dans le même état et sans aucune décomposition. En effet, d'une part, le bi-urate de lithine est le plus soluble de tous les urates et, par conséquent, le plus facile à éliminer ; de l'autre, comme l'équivalent du lithium est très-faible, la lithine et ses sels (1) jouissent de propriétés neutralisantes considérables.

Encouragé par ces expériences, Garrod en vint à l'application thérapeutique de cet alcali dans la diathèse urique et la goutte chronique. Sous l'influence du carbonate de lithine, il vit les attaques de goutte s'éloigner, les dépôts de gravelle urique diminuer, cesser même, et l'état général s'améliorer sensiblement. « C'est alors, dit-il, que j'acquis la conviction de « l'efficacité des sels lithiques dans ces maladies. En effet, leur « puissance alcaline étant très-élevée en raison du poids ato-

(1) Le carbonate de Lithine est le plus ordinairement le sel que l'on choisit pour l'expérimentation, il est d'une conservation plus facile que le chlorure de lithium qui est hygrométrique, mais il n'est pas plutôt introduit dans l'organisme qu'il est transformé en chlorure, et c'est à cet état qu'il est déversé dans le sang.

« mique minime du lithium, leur pouvoir de dissoudre l'acide « urique et les urates est bien supérieur à celui d'aucune autre « substance chimique, tandis que leur action locale est tout à « fait insignifiante et leur usage interne sans inconvénient « aucun. »

Aussi, dans sa pratique, réservant au colchique le traitement de la goutte aiguë, il ne connaît pas de meilleur moyen de combattre les désordres et les douleurs que laisse dans les articulations cette goutte passée à l'état chronique, que l'usage des sels de lithine dissous dans une grande quantité d'eau. Il affirme avoir ainsi procuré à plusieurs malades un soulagement immédiat, avoir retardé d'une année, chez quelques autres, le retour des accès, et amélioré notablement chez tous l'état général.

L'importance que Garrod et les autres médecins anglais donnent à la lithine dans le traitement des affections arthritiques s'est trouvée justifiée par l'opinion de tous les praticiens qui ont expérimenté ces sels. Entre autres, citons en France MM. Réveil, Moutard, Martin, le professeur Charcot, le savant commentateur de Carrod et un de nos plus habiles cliniciens, M. Guénaud de Mussy, que nous sommes heureux de voir appuyer de son autorité scientifique les manifestations viscérales et cutanées de l'arthritis qui font le sujet de cette étude.

Le professeur Dietrich, de Munich, qui a publié sur le traitement des affections goutteuses le résultat de sa longue expérience (*Blœtter fur Heilwissenschœft.* — 1re et 3e *livraisons*) conclut que la lithine est un remède par excellence de la goutte et de la gravelle ; que si l'on arrive difficilement à la disparition complète de certains dépôts tophacés, on obtient toujours, par suite d'une résorption lente, une certaine diminution dans leur volume et l'on voit s'effacer non-seulement la douleur, mais encore la roideur de l'articulation malade.

Le docteur Ruef, de Baden-Baden, qui a étudié l'action thérapeutique des eaux lithinées, cite dans son ouvrage plusieurs observations de malades ayant retrouvé l'usage de membres depuis longtemps immobilisés par des rhumatismes goutteux, et d'autres baigneurs qui ont vu, sous l'influence des eaux lithinées, se flétrir les dépôts tophacés et disparaître les douleurs rongeantes qui les accompagnaient.

Enfin, le docteur Buez, inspecteur de Martigny, dans son étude sur cette station, ajoute aux témoignages qui précèdent quelques observations personnelles qui non-seulement corroborent l'action de la lithine sur les dépôts de la goutte et les douleurs qui les accompagnent, mais encore font ressortir ces effets diurétiques constatés déjà par Garrot et qui rendent les eaux lithinées précieuses pour l'élimination des sables et des graviers.

En face de si précieux témoignages, il nous est bien permis au moins de conclure, avec le docteur Delioux de Savignac, « que, si l'action des sels de lithine n'a pu être assez étudiée, « si leur emploi n'a pu se généraliser assez pour être fixé sur « leur valeur réelle, au moins, en triomphant mieux que tout « autre médicament d'un des éléments de la goutte par une « dissolution et une élimination plus faciles des urates alcalins « du sang, ils réalisent déjà un progrès dans une thérapeutique « qui, jusqu'ici, a laissé tant à désirer. »

CHAPITRE II

Action des Eaux lithinées de Royat dans les affections arthritiques. — Rhumatisme viscéral chronique. — Altérations des voies digestives et des organes respiratoires. — Affections arthritiques de la peau. — De l'Arthritis en général.

La découverte trop récente de M. Truchot ne nous a pas permis d'étudier, comme nous l'aurions voulu, l'action physiologique de la lithine dans les eaux de Royat ; mais de nombreuses observations, prises pendant quinze années d'exercice près de cette station, vont nous permettre de rechercher son action thérapeutique et de signaler son influence manifeste dans le traitement des nombreuses affections arthritiques que nous y recevons chaque année.

Si séduisante que paraisse la théorie chimique, nous n'entrerons donc pas dans le champ des hypothèses, et, sans étendre à des affections que nous avons eu peu d'occasions d'étudier les applications thérapeutiques des eaux lithinées, nous nous contenterons d'indiquer celles qui se sont présentées le plus souvent à notre pratique, et dans lesquelles le traitement thermal a obtenu le plus de succès. Tel est, par exemple, le **rhumatisme chronique** dans ses localisations viscérales.

Si l'emploi des bains et des douches à haute température est précieux dans les affections rhumatismales des muscles et des articulations, il n'est pas sans présenter des dangers quand il s'agit d'atteindre des viscères profondément situés. C'est l'opinion du savant inspecteur d'Aix, le docteur Vidal, qui, dans une visite qu'il fit à Royat, me disait : « Bien précieuse est « la source dont les éléments chimiques sont assez puissants « pour combattre le rhumatisme sans l'intervention du calo- « rique, cet agent quelquefois infidèle et toujours si difficile à « manier. »

Les affections rhumatismales des voies respiratoires et digestives, et quelques altérations cardiaques, nous permettent chaque année de vérifier l'efficacité de nos eaux contre ces manifestations diathésiques.

La ville de Lyon nous fournit à ce sujet de nombreuses observations. Placée au confluent du Rhône et de la Saône, la population de cette ville est essentiellement rhumatisante, et si le plus grand nombre des affections douloureuses des muscles et des articulations est dirigé vers la station d'Aix, si merveilleusement installée pour les combattre avec ses bains à haute température, ses douches puissantes et ses massages habiles, celle de Royat, avec des procédés balnéaires plus simples, est souvent appelée à modifier des désordres aussi graves imprimés par la diathèse rhumatismale aux viscères thoraciques et abdominaux.

Nos plus honorables confrères, les représentants de l'École de Lyon, frappés des résultats obtenus chez leurs malades, sont venus demander pour eux-mêmes les bénéfices du traitement balnéaire. Sans calorique, sans douches, sans étuves, nos eaux, par leur simple minéralisation, nos bains à la température normale du corps, mais alimentés à eau courante, ont modifié souvent les altérations viscérales les plus difficiles à atteindre. C'est ainsi qu'en justifiant la confiance dont avaient bien voulu nous honorer nos chers confrères, nous avons vu peu à peu grandir, au milieu de cette population, le crédit d'une station longtemps inconnue d'elle.

A côté des manifestations les plus variées du rhumatisme et de ses localisations les plus rares, plaçons les affections de nature goutteuse qui s'en rapprochent assez pour avoir fait naître l'idée d'une diathèse commune, l'**arthritis**.

Les études faites en Angleterre par Stark, et plus récemment par Garrod, en France par MM. Barthez, Charcot, Chauffard, Jaccoud, Ball, Guénaud de Mussy, et surtout Pidoux et Bazin, ont éclairé l'étiologie de ces affections, ont étendu le champ de leurs manifestations pathologiques sur les différents organes, et ont basé leur thérapeutique plutôt sur la nature que sur la forme de la lésion.

Grâce aux indications fournies par la chimie et par l'observation clinique, plusieurs états morbides de nature inconnue jusqu'alors ont été, à juste titre, rangés dans les affections arthritiques, et il est reconnu aujourd'hui qu'il n'est pas un système de l'économie qui ne paie son tribut à cette grande classe pathologique.

Laissant de côté la goutte aiguë, dont les accès doivent être respectés ou traités avec une grande prudence, nous ne nous occuperons que de la goutte chronique, irrégulière et atonique dans ses manifestations viscérales; déterminations qui peuvent, comme le dit Cullen, être précédées ou non de goutte articulaire.

La diathèse urique se présente sous forme double : la goutte et la gravelle; dans les deux, elle est due à un défaut d'assimilation de principes azotés. « Dans la gravelle, dit Durand-Fardel, ceux-ci sont rejetés au dehors; aussi, les graveleux ne sont pas malades du fait de la diathèse, ils ne le sont que par suite des accidents qu'occasionne la rétention de ces produits. Mais, dans la goutte, il n'en est pas ainsi; les principes ne sont pas éliminés par les reins, ils se meuvent dans l'organisme et s'accumulent autour des articulations. »

Les eaux de Royat n'ont pas une minéralisation assez franchement alcaline pour recevoir ce cortége de classiques goutteux qui s'achemine, chaque année, vers les eaux fortes de Vichy ou de Vals, appelées à neutraliser l'acidité de leurs humeurs.

Royat n'a pas non plus la clientèle des graveleux qui se dirigent avec raison vers les sources précieuses des Vosges. Les eaux peu minéralisées, mais essentiellement diurétiques de Contrexeville et de Vittel éliminent doucement leurs sables et leurs graviers et lavent à grande eau leurs reins et leur vessie.

Mais Royat reçoit, chaque année, des affections à localisation différente qui se rattachent aux précédentes par leur origine. Telles sont les altérations des **fonctions digestives** et des **voies respiratoires** chez les sujets rhumatisants ou goutteux.

Parmi les formes variées que revêtent les manifestations de la diathèse arthritique, Murgrave, Barthez, Scudamore et Garrot insistent sur la *dyspepsie*, l'*entérite* et l'*entéralgie* avec constipation ordinaire et hémorrhoïdes. Les altérations que subit la nutrition, par suite de la combustion imparfaite des produits azotés, donne lieu à la production de l'acide urique, et c'est l'action lente de ce principe morbide sur le sang qui entraîne la cachexie. Les organes digestifs sont donc, à tous les âges de la goutte, la localisation fatale de cette diathèse, et si les eaux alcalines franches, telles que celles de Vichy et de Vals, sont plus promptement efficaces dans la période d'évolution, celles de Royat, qui, comme nous le verrons, à côté de l'action dépressive des alcalins, offrent les propriétés toniques et reconstituantes du chlorure de sodium, devront être préférées pour combattre l'atonie des organes digestifs.

Les **organes respiratoires** sont un des siéges les plus fréquents de l'arthritis. En effet, dit Portal, « l'humeur de la goutte « et celle du rhumatisme, qui ont un si grand caractère de res- « semblance, peuvent se transporter dans toutes les parties in- « ternes du corps ; mais il n'est aucun viscère qu'elles affectent « plus souvent que les poumons ». Aussi dans ces affections nous ne rangeons pas seulement cette toux particulière et cette dyspnée qui forment, d'après Garrod, une des manifestations les plus fréquentes de la diathèse goutteuse, mais toutes les altérations pulmonaires qui, par suite d'accidents antérieurs du côté des articulations, de la peau ou des viscères, ont une origine arthritique; telles sont les *congestions* et les *inflammations* chroniques du *larynx* et des *bronches*, l'*asthme* et le *catarrhe* chez les sujets rhumatisants ou goutteux. Ces malades, en outre de l'effet général du traitement, trouvent dans les inhalations de vapeurs minérales un modificateur si prompt et si agréable de leurs troubles respiratoires qu'ils dépassent presque toujours les limites fixées pour chaque séance et se croient guéris longtemps avant de l'être.

Quant à la **phthisie**, Morton, Sauvage, Cullen, Lieutaud, Baumes, Portal, dans leurs études de cette affection, ont rangé l'arthritis au nombre de ses causes. La phthisie de nature arthritique a été observée par tous ceux qui se sont occupés du traitement des affections pulmonaires par les eaux minérales.

Pidoux, qui, par sa position, voit un si grand nombre de ces malades, s'exprime ainsi : « La phthisie arthritique est une des « plus intéressantes à étudier; elle n'est pas rare chez les ri« ches, et on en voit des cas nombreux aux Eaux-Bonnes. »

Bertrand insiste dans ses observations sur les antécédents rhumatismaux de tous ces phthisiques qui ont retiré quelques fruits de leur séjour au Mont-Dore.

Allard a présenté à la Société d'hydrologie un mémoire intéressant sur cette question, et il n'hésite pas à admettre la phthisie de nature arthritique pouvant être traitée avec succès au Mont-Dore, à Ems ou à Royat.

Mes honorables confrères de Royat reçoivent chaque année quelques-uns de ces malades, et pourraient certainement me fournir des observations à l'appui non-seulement de sa fréquence, mais même de curabilité dans certains cas.

Mais de toutes les localisations arthritiques, la plus fréquente, la mieux étudiée à Royat, est, sans contredit, celle qui comprend les altérations cutanées appelées, d'après leur origine, **arthritides**.

Longtemps avant que Bazin eût professé ses doctrines, les alcalins étaient entrés dans la thérapeutique des affections cutanées. MM. Cazenave, Gibert, Devergie les avaient employés avec succès dans leurs services de Saint-Louis. Mais c'est au rénovateur de l'arthritis que nous devons d'en avoir précisé les indications, et d'avoir fait cesser, par sa classification diathésique, les hésitations dont était entourée cette thérapeutique.

Les *Arthritides* de Bazin sont divisées en trois classes ; ce sont les diverses manifestations cutanées répondant, pour ainsi dire, à la jeunesse, à l'âge mur et à la vieillesse de la diathèse arthritique.

La *première* est composée d'affections passagères, à caractère subaigu, qui ont rarement besoin, pour disparaître, d'un traitement thermal. Dans cette classe, l'urticaire seule nous fournit quelques observations.

La *seconde*, qui comprend les arthritides communes ou intermédiaires, ainsi que la *troisième* classe, qui se compose des arthritides tardives appelées malignes, à cause de leur persistance, nous fournissent, au contraire, chaque année un très-grand nombre de sujets.

Les altérations cutanées les plus communes sont d'abord *l'Eczéma* : eczéma sec circonscrit de la 2e classe ; eczéma nummulaire et suintant de la 3me, siégeant aux mains, aux pieds, aux parties génitales ou aux régions pileuses. Éruptions ordinairement asymétriques, à formes arrondies, dont la coloration rouge vineux offre des contours bien limités, à siége fixe, à progression lente, donnant lieu à de la cuisson plutôt qu'à du prurit. Tels sont, en quelques mots, les caractères physiques des éruptions cutanées de nature arthritique.

Plusieurs de ces affections sont considérablement amendées dès la première saison et les exemples de guérison ne sont même pas rares chez les sujets qui sont venus plusieurs années se soumettre au traitement thermal.

Le *Pityriasis*, le *Psoriasis*, l'*Hydroa vacciniforme*, le *Sycosis* et d'autres affections appartenant à la *seconde* classe des arthritides n'étant que des variétés éruptives de la même diathèse, sont également modifiés par nos Eaux. C'est au médecin qu'incombe le soin d'en surveiller l'usage, variant les doses et le mode d'application suivant la susceptibilité du sujet et la forme de l'éruption.

Il y a déjà quinze ans que M. Bazin applique aux arthritides le traitement minéral de Royat. Le docteur Allard, inspecteur alors de cette station, en recevant ses premiers malades, a eu à enregistrer ses premiers succès. C'est aux écrits et aux efforts de ce maître regretté, si vite enlevé à la science et à ses amis, que Royat doit son avenir.

Les observations qu'il m'a laissées, comme celles que j'ai recueillies après lui, sont venues justifier la confiance qu'avait dans leur application l'illustre médecin de Saint-Louis.

Sans vouloir rechercher la part qui revient à chacun des principaux sels de notre riche minéralisation, je crois cependant pouvoir avancer que le chlorure de lithium, ce puissant alcalin, si approprié aux manifestations de la goutte, entre pour beaucoup dans les effets curatifs de nos Eaux que nous étions, avant sa découverte, forcés d'attribuer à deux grammes de carbonate de potasse ou de soude.

Quoi qu'il en soit, mes honorables collègues : MM. Basset, Laugaudin, Imbert, qui exerçent depuis longtemps à Royat, constatent, comme moi, chaque année des effets thérapeutiques trop remarquables pour ne pas désirer voir plus de praticiens adopter un traitement aussi rationnel.

Les modifications heureuses de ces altérations cutanées auxquelles plusieurs dermatologistes prêtent une origine goutteuse, rapprochées des cures obtenues dans les affections rhumatismales des viscères, améliorations réalisées par les mêmes agents minéralisateurs, les mêmes exercices balnéaires, ne semblent-elles pas confirmer les liens de parenté de ces deux états pathologiques, et n'autorisent-elles pas à les considérer comme deux produits congénères d'une même diathèse, l'**Arthritis** ! —

Cachexie rhumatismale, cachexie goutteuse, réfractaires l'une et l'autre aux agents thérapeutiques les plus puissants, trouvent dans une minéralisation complexe un modificateur toujours efficace. C'est le cas de dire avec Hippocrate :

Naturam morborum curationes ostendunt.

La théorie de l'arthritis, professée par Chomel et Grisolle, défendue par Requin, a été très-ingénieusement interprétée par Pidoux qui, quoique s'écartant un peu de ces auteurs, admet une origine commune aux affections qui plus tard prennent un caractère rhumatismal ou goutteux. Mais c'est surtout à M. Bazin que nous devons l'étude de cette grande question ; c'est lui qui, tant par ses nombreux écrits que par ses savantes leçons, a fait revivre l'arthritis.

Quelque grande qu'ait été l'opposition que cette théorie nouvelle ait rencontrée dans le corps médical, personne ne contestera à son auteur le mérite d'avoir, par ses classifications, éclairé le diagnostic si difficile de ces lésions et, par les caractères diathésiques de chacune, fourni les indications rationnelles de leur thérapeutique.

CHAPITRE III

Principaux éléments minéralisateurs de Royat. — Sels alcalins : leur importance dans le traitement de l'Arthritis. — Chlorure de sodium ; son rôle dans les eaux alcalines, son action sur les voies digestives. — Sels de fer, de chaux et autres. — Applications balnéaires des eaux de Royat. — Conclusions.

Maintenant quels sont les agents chimiques de nos eaux qui concourent le plus directement à la cure des affections arthritiques ?

Plein de respect pour le mystère qui préside à l'action thérapeutique de ces sources précieuses que la nature a semées si abondamment sur notre sol de France, il est loin de notre pensée de vouloir soumettre à quelques principes actifs le résultat de cet ensemble merveilleux. Chaque eau fortement minéralisée a cependant un ou deux sels qui, par leur importance ou leur proportion, impriment une direction à ses effets thérapeutiques, et il est, je crois, toujours utile au praticien de les connaître. Laissant donc à Royat sa minéralisation complexe qui lui permet de se prêter aux applications les plus variées, nous allons chercher à interpréter l'effet des agents les plus actifs de cette eau.

Les sels alcalins jouent nécessairement un rôle important dans la thérapeutique des affections arthritiques; mais les bicarbonates de soude et de potasse, représentant ensemble 2 grammes, ne paraissaient pas suffisants pour expliquer les effets de Royat. Je cherchais depuis longtemps quel était l'auxiliaire auquel ils devaient leurs succès, quand la découverte de la lithine en notable proportion, répondant à mon appel, est venu concilier la théorie avec la pratique.

Les expériences des médecins anglais que j'ai relatées dans mon premier chapitre, jointes aux observations cliniques des praticiens les plus distingués, me donnent la conviction que la lithine imprime à la minéralisation alcaline de nos eaux des propriétés anti-arthritiques spéciales et leur donne une supériorité sur d'autres sources, pour le traitement des manifestations viscérales de la diathèse goutteuse.

« La vie de l'arthritis, dit Pidoux, a deux grandes périodes, « l'une de génération, d'accroissement et de force, c'est l'arthritisme *sténique* de Brown ; l'autre de décroissance, de dégénération, c'est la goutte *asthénique* des médecins écossais. « L'arthritis a donc des âges dans l'individu et surtout « dans les générations ; il y a des familles où la goutte est « jeune et encore dans la période ascendante, d'autres où elle « est vieille et à sa période décroissante. Dans la première, « la goutte a des caractères vigoureux et les constitutions aussi ; « dans la seconde, la goutte vieillie, quoique dans un organisme encore jeune, s'use et est sur le point de finir; les « cachexies, les dégénérations, les catarrhes chroniques, les « tubercules, vont peut-être arriver. »

Dans le premier de ces cas, l'arthritis *sténique*, les eaux alcalines fortes sont indiquées, et, administrées avec prudence, portent dans l'organisme des modifications heureuses. Dans le second cas, arthritis *asthénique*, les eaux alcalines mixtes lithinées, comme celles de Royat, sont de beaucoup supérieures aux premières.

Ce n'est pas seulement à leurs principes alcalins que nous attribuons les effets de nos eaux dans les affections arthritiques; car l'acide urique n'est qu'une des manifestations de cette diathèse, manifestation souvent secondaire dans son évolution chez quelques sujets, et, comme eaux alcalines, Vichy et Vals, grâce à leur richesse en bicarbonate de soude, seraient bien plus puissantes que Royat, même sans lithine.

Cependant l'essai comparatif de ces eaux dans les affections arthritiques a démontré depuis longtemps aux praticiens qui s'occupent le plus de ces questions notre supériorité thérapeutique dans les affections arthritiques des viscères et surtout de la peau. Il ne faut pas perdre de vue, en effet, que si l'acide urique nécessite l'usage des alcalins, la cachexie qu'entraîne à la longue sa présence dans le sang fait appel à des toniques et à des reconstituants.

Or, à côté des sels alcalins, se trouvent à Royat d'autres principes minéralisateurs, tels que le chlorure de sodium, le carbonate de chaux, le carbonate de fer, qui forment des reconstituants énergiques, appelés à contre-balancer ce qu'il y aurait de trop accentué dans les effets débilitants des premiers.

« Le chlorure de sodium, dit le docteur Rabuteau, active les « fonctions digestives; il augmente la sécrétion du suc gas- « trique et le rend plus acide, il facilite d'une manière notable « l'élimination de l'urée et élève ainsi la température animale. » « Il provoque la salivation, dit Gubler, stimule les fonctions de « l'estomac, et, passant dans le sang, il augmente la masse du « sel, le plus important du sérum, qui favorise comme ses con-

« génères le conflit de l'oxygène avec les globules. » Aussi, MM. Plouvier et Poggiale ont-ils contaté, sous l'influence de son usage, l'augmentation notable des globules rouges de ce liquide.

Les effets physiologiques du chlorure de sodium nous expliquent son influence heureuse sur les affections arthritiques des organes digestifs et sur la dyspepsie et l'inappétence qu'entraîne la *cachexie goutteuse ou rhumatismale*. Gubler n'hésite pas, en effet, à le recommander comme le meilleur stimulant des fonctions digestives et l'un des excitants généraux les plus utiles dans les affections de langueur. « C'est, dit-il, un tonique général précieux dans les cachexies et les maladies asthéniques. »

Le chlorure de sodium est aidé dans ses effets par le bicarbonate de fer soluble, le bicarbonate de chaux et plusieurs autres sels qui entrent dans la composition normale du sérum sanguin.

C'est certainement à cette proportion heureuse de produits essentiellement assimilables que les eaux de Royat doivent leurs propriétés reconstituantes et leur puissance d'action contre es altérations des fonctions digestives de la diathèse arthritique. Leur composition leur a fait donner par notre savant professeur de thérapeutique le nom de **lymphe minérale**, titre heureux, encore mieux justifié par les résultats pratiques que par l'analyse.

Quinze années d'exercice près de cette station thermale ne m'ont pas laissé de doute à ce sujet. Quelle que soit l'affection pour laquelle un malade est adressé à Royat, quelque faible que soit l'amélioration obtenue, il constate toujours dans son état général un changement si notable qu'il revient l'année suivante redemander à nos bains et à nos eaux cette tonicité qu'il avait cherchée vainement ailleurs.

Applications balnéaires.

L'application balnéaire des eaux de Royat varie non-seulement suivant les affections, mais encore suivant les sujets. Le bain à eau vive, qui forme la base du traitement, produit des effets tout différents, suivant qu'il est pris court ou prolongé. Ce courant constant d'eau minérale chargée d'acide carbonique est même quelquefois, au début, trop excitant pour certains malades très-impressionnables, et doit, pendant quelques jours, être remplacé par des bains d'eau morte. Enfin, cette eau minérale elle-même est trop active dans certaines affections cutanées qui nécessitent l'addition dans les premiers bains d'une quantité plus ou moins grande d'eau douce.

Le traitement de Royat n'est donc pas aussi simple que celui de beaucoup d'autres stations thermales. L'étude attentive du sujet et la connaissance parfaite de l'action thérapeutique de nos eaux sont nécessaires pour diriger ces exercices balnéaires et éviter l'excitation qu'ils procurent. L'expérience seule peut guider le praticien dans l'emploi d'un agent aussi actif.

L'eau de Royat en boisson est également trop minéralisée pour être prise impunément par les malades ; elle doit toujours être prescrite à doses plus ou moins fractionnées. Il n'est pas rare dans les affections arthritiques d'avoir à la remplacer par de l'eau de Vichy ou de Vals, mieux supportée par les sujets pléthoriques ; l'eau de Royat n'intervient alors qu'à la fin du traitement. Quelques autres malades, les graveleux notamment, doivent s'en tenir à l'effet puissant du bain et ne boire le matin que des eaux diurétiques et faiblement minéralisées, comme celles de Contrexeville, de Vittel ou de Martigny qui, prises en grande quantité, expulsent sans fatigue les sables et les graviers.

Depuis plusieurs années qu'à l'instar des principales stations de l'Allemagne, je fais concourir au traitement de Royat toutes les eaux dont la minéralisation me semble appropriée à la constitution des différents malades qui s'y rendent, je n'ai qu'à me louer d'une pratique dont j'obtiens les meilleurs résultats.

Les bains de Royat, avec leur température constante de 35 degrés, leur minéralisation puissante entretenue par une eau toujours vive, et leur courant d'acide carbonique, constituent une médication thermale précieuse et presque unique. Pourquoi se priver du concours que peuvent lui prêter ces sources à minéralisations si variées qui couvrent le sol de notre belle France et ne pas établir à Royat, comme à Ems sa rivale, une trinkhall ouverte à toutes les eaux minérales ?

Des autres états pathologiques traités habituellement à Royat.

Les affections arthritiques qui nous occupent constituent à peine le tiers des états pathologiques qui viennent demander du soulagement à Royat.

Les altérations des voies digestives : Dyspepsies douloureuses avec spasmes de l'estomac, ou atoniques et flatulentes avec paresse et défaut de sécrétion de cet organe, nous fournissent, ainsi que les entérites et les entéralgies, un grand nombre de malades qui, presque tous, reprennent vite l'appétit, la gaîté et les forces.

L'anémie de différentes causes, la chlorose avec ses formes si variées trouvent dans nos bains à eau vive des excitants précieux de la circulation périphérique, et dans nos eaux des sels de fer et de chaux qui, unis à ces autres éléments du sérum dont nous avons parlé, sont supportés par les estomacs même les plus rebelles aux ferrugineux.

C'est certainement à ces modificateurs puissants de l'organisme que nous devons le soulagement des névropathies de formes variées que nous sommes appelés à combattre : plusieurs troubles nerveux, hystériques et autres, sont sensiblement atténués par l'usage de nos bains de César qui, grâce aux flots d'acide carbonique qui s'en échappent, peuvent être supportés à basse température (27°) : le gaz joint alors son effet anestésique à cette excitation puissante qu'il produit sur toute l'enveloppe cutanée. Les malades, au sortir de ce bain, sont légers, dispos et ne redoutent plus ni la marche ni l'exercice.

Enfin, les états congestifs du larynx, les granulations de la muqueuse, les altérations des cordes vocales se trouvent mieux du traitement général que de la pulvérisation, et notre boisson, nos pédiluves et nos grands bains produisent sur ces muqueuses congestionnées une modification plus durable que les douches locales les plus ingénieuses.

Au contraire, c'est aux applications topiques de nos vapeurs minérales que reviennent les succès tous les jours plus nombreux que nous obtenons à Royat dans le traitement des affections pulmonaires, et nous ne craignons pas de dire que nos salles d'aspiration sont, avec nos bains à eau vive, les deux applications thermales les plus heureuses de notre station.

Nous aurions maintenant à parler des affections utérines qui, comme à Ems, trouvent dans notre minéralisation des modificateurs généraux, propres non-seulement à activer une cicatrisation trop lente, mais encore à dissiper l'état congestif de l'utérus et l'empâtement des tissus qui l'entourent.

Mais la liste des états pathologiques tributaires des eaux de Royat est déjà si longue que, la théorie ne pouvant nous expliquer les résultats merveilleux que nous fournit la pratique, nous nous contenterons d'admirer la Providence, introduisant dans la même eau des éléments divers, qui, loin de se combattre, s'adressent aux affections les plus différentes et accordent à chaque malade le soulagement qu'il est venu chercher !

CONCLUSIONS

Les expériences faites en France, en Allemagne, et surtout en Angleterre, tant sur les propriétés chimiques que sur l'action thérapeutique de la **lithine**, donnent à la découverte de M. Truchot une grande importance.

Les eaux lithinées de Châteauneuf et de Royat qui, par leurs compositions alcalines mixtes, étaient déjà propres à combattre les altérations viscérales de la diathèse arthritique, sont, plus que jamais, par la lithine qu'elles renferment, appelées à modifier les désordres que cette diathèse porte dans l'économie.

Les localisations viscérales du rhumatisme chronique contre lesquelles l'emploi du calorique est impuissant ou dangereux; les affections des voies respiratoires ou des organes digestifs qui, par l'examen ou les antécédents du malade, peuvent être attribuées à une diathèse arthritique; enfin, la classe importante d'affections cutanées que M. Bazin a groupées sous un même nom, *arthritides*, et qui, par leur origine commune, forment une famille des plus naturelles, constituent les états pathologiques sous lesquels l'arthritis se présente ordinairement à Royat.

Les succès constants du traitement thermal de cette station dans ces diverses affections avaient été attribués, jusqu'à présent, aux carbonates de soude et de potasse qui entrent dans la composition de ces eaux; mais les expériences de Lipowitz, d'Andrew Ure et de Garrod portent à croire que la *lithine*, en imprimant une **spécificité d'action** aux éléments alcalins de leur minéralisation, combat plus efficacement les effets de l'acide urique que ne le ferait la soude à dose élevée, et soustrait ainsi le malade à la dépression générale que laisse après elle la médication alcaline.

Une longue pratique nous permet même d'avancer que les sujets qui se trouveront le mieux du traitement thermal de Royat seront ceux chez lesquels la diathèse goutteuse ou rhumatismale, en altérant les fonctions digestives, aura déjà imprimé à l'économie cette atonie cachectique qui se montre souvent si rebelle aux autres agents thérapeutiques.

OBSERVATIONS

Eczéma pilaris de nature arthritique datant de 4 ans, deux saisons à Royat. — Guérison complète.

M. J., manufacturier de Paris, est adressé à Royat, par M. Bazin, le 14 juin 1861. Ce malade, âgé de 36 ans, d'un tempérament sanguin, est atteint d'un eczéma qui occupe toute la région pileuse de sa face. Une secrétion plus ou moins épaisse agglutine à leur base les poils de sa barbe, une croûte jaune à teintes variées forme un masque recouvrant tout le bas de la figure. La peau rouge, enflammée, conserve au-dessous une grande sensibilité; ce n'est que tous les 8 ou 10 jours qu'il peut tailler sa barbe à l'aide de ciseaux.

Soumis sans succès pendant 4 années à des traitements divers, il vient à Royat sans aucune confiance et comme dernier essai. Une première saison de 20 jours diminue cependant l'abondance de la sécrétion morbide et l'hyperestésie cutanée. En septembre, se trouvant beaucoup mieux, il revient prendre 15 ou 16 autres bains. Enfin son eczéma disparaît presque entièrement dans le courant de l'hiver pour se montrer de nouveau au printemps.

Retour en 1862, première saison de vingt-cinq jours, à la fin de laquelle les croûtes se dessèchent, tombent pour ne plus se reproduire; il revient au mois de septembre m'annoncer sa guérison, et prend, plutôt par reconnaissance que par besoin, quelques bains de plus.

Ce malade, que j'ai vu chaque année depuis cette époque, n'a pas eu une seule poussée eczémateuse, sa santé a même été parfaite pendant douze ans.

Depuis 1873 seulement, elle est troublée par de nouvelles manifestations de la diathèse arthritique; les digestions sont embarrassées, il a quelques vertiges et enfin, l'an passé, il a éprouvé des douleurs articulaires au pied droit avec gonflement des tissus, accidents dont l'origine n'a paru douteuse à aucun des médecins qu'il a consultés; il est goutteux, et il compte venir à Royat cette année, demander à ses eaux une nouvelle trêve de quinze ans.

Eczéma arthritique chez un rhumatisant, localisation dans les fosses nasales ayant complétement aboli l'olfaction. — Guérison.

M. ***, ingénieur, quarante-quatre ans, ayant eu un rhumatisme articulaire aigu à quinze ans et une seconde attaque à vingt, se rend à Royat en août 1872, pour se guérir d'une affection eczémateuse; la première éruption s'est montrée sur le bras gauche; des plaques rouges arrondies, offrant deux petits espaces complétement indemnes, siégent à l'épaule et au bras; elles n'ont jamais sécrété (eczéma circonscrit, de Bazin).

A son arrivée, la coloration de ces plaques tend à pâlir et à s'effacer, mais des croûtes apparaissent dans le nez. Cette éruption n'est accompagnée d'aucune douleur, elle provoque seulement un coryza avec sécrétion abondante. Quelques semaines plus tard, M. *** sent la sensibilité olfactive diminuer, et bientôt il ne peut non-seulement apprécier, mais percevoir aucune odeur. Ce malade a de plus un peu de pityriasis capitis.

Le traitement thermal a fait disparaître le pityriaris, a effacé l'éruption cutanée du bras et de l'épaule, a diminué la sécrétion nasale, mais n'a pas fait revenir l'odorat.

Le 5 août de l'année suivante, M. *** revient à Royat et m'annonce que quelques mois après le traitement précédent, la sensibilité olfactive est revenue, mais qu'elle ne diminue que dès qu'il est pris de coryza.

Le printemps ayant fait reparaître le pityriaris, et une légère éruption eczémateuse s'étant montrée à la place qu'occupait la précédente, ce malade se soumet à une nouvelle cure; le pityriasis capitis sur lequel je ne dirige aucune douche pâlit, bientôt s'efface et disparaît; l'eczéma s'améliore au quatorzième jour de traitement et se trouve complétement guéri au vingt-cinquième bain.

J'ai revu ce malade il y a peu de jours, il est encore arthritique; mais l'amélioration obtenue il y a deux ans s'est soutenue.

Troubles digestifs de nature rhumatismale provoqués par l'air ou l'exercice. — Dyspepsie arthritique.

M. D..., attaché à un ministère, quarante ans, né d'un père rhumatisant ayant ressenti pendant une dizaine d'années des douleurs erratiques dans les membres, les a vues disparaître par suite de son séjour prolongé dans les bureaux. Ce malade, atteint depuis un an environ de troubles digestifs, pour lesquels il vient à Royat; à son arrivée, le teint est pâle, la peau terreuse, il accuse une faiblesse générale qui lui rend pénible tout exercice; la marche l'oppresse, tout travail le fatigue, l'appétit est irrégulier, le sommeil léger, interrompu, la digestion du déjeuner est lente, pénible, absorbante, celle du dîner impossible.

Après le repas du soir, ce malade est forcé de se couvrir et de s'enfermer dans une pièce chaude; le moindre air frais, accompagné surtout de marche, donne lieu à des coliques et à des selles diarrhéiques. La première semaine du traitement thermal change peu de chose à son état : la fraîcheur du soir et la marche troublent plus ou moins la digestion. Cependant comme l'appétit est revenu et que les forces augmentent, je l'engage, en se couvrant bien, à sortir un instant après ses repas; il le fait plusieurs jours sans inconvénients, puis, par une soirée un peu fraîche, il rechute; deux jours après il recommence, et enfin, après vingt-huit jours de traitement, il peut sans inconvénient suivre les autres baigneurs dans leurs promenades. Le teint a repris sa fraîcheur, il trouve l'exercice agréable et se croit complétement guéri en nous quittant.

Cependant l'hiver, les froids humides rappellent les troubles digestifs, il est forcé de s'entourer de précautions, et ce n'est que l'année suivante qu'une seconde saison affranchit définitivement ses digestions de l'influence du froid et de l'exercice. La guérison obtenue se maintient depuis cinq ans.

Goutte larvée. — Dyspepsie avec vertiges. — Eczéma.

M. ***, cinquante-huit ans, rentier, habitant Paris, a vu, depuis six ou sept ans qu'il a quitté les affaires, des troubles survenir dans ses digestions. Après les repas, teint coloré, marche pénible; plus tard surviennent des vertiges, douleurs vagues dans la poitrine, dans la tête, malaises pendant toute la durée de la digestion, constipation, hémorrhoïdes.

Au bout de deux ans de cet état, apparaissent quelques plaques d'eczéma : éruption rouge sèche, sans démangeaison; dès lors, amélioration dans l'état général, digestions plus faciles, éloignement des vertiges; de nouvelles plaques se forment près des premières. M. *** vient à Royat. Les urines charrient quelques fois du sable, il apparaît surtout après les écarts de régime.

Ce malade vif, excitable, est soumis en commençant à un traitement balnéaire très-doux, seul moyen d'éviter une poussée et de procurer le calme et le sommeil qui font défaut depuis longtemps.

L'eau de Vittel intervient la première dans ce traitement, en huit jours elle débarrasse le malade de ses sables rouges; le traitement complet de Royat (boisson et bains à eau vive) n'est permis qu'à partir du dixième jour.

Dix-sept bains ont amené une certaine pâleur dans les plaques; au dix-neuvième, diminution dans leur circonférence, l'épiderme s'exfolie; au vingt-quatrième le malade part très-satisfait. Ses digestions sont faciles, ses forces se rétablissent par le sommeil et le calme qu'a procurés le traitement. Une seconde saison me permet de constater les modifications notables qu'a subies cette constitution arthritique.

Comme on le remarque sur ce sujet, les effets de Royat dans les affections cutanées mettent presque toujours quinze ou seize jours à se faire sentir, mais dès qu'ils sont commencés chaque bain porte un changement dans l'état du malade.

Affections pulmonaires. — Manifestations évidentes d'une goutte larvée. — Hérédité.

M. L..., 45 ans, ayant eu son grand-père goutteux, est amené à Royat pour des troubles des voies respiratoires. État congestif habituel de la gorge; migraines fréquentes, toux fatigante, presque sans expectoration, et augmentant par les excès du régime: enfin, oppression d'apparence asthmatique. Tel est le cortége complet des manifestations goutteuses de ce malade. L'auscultation ne révèle rien d'anormal, si ce n'est un léger état congestif des bronches.

A la suite de voyages ou de fatigue, les urines déposent des sables rouges; le repos à la campagne et quelques jours d'un régime doux les font disparaître.

Le traitement de Royat (bains, boissons, et salle d'aspiration) augmente pendant huit jours ces malaises; le malade, d'abord indécis, se décourage ensuite et je n'obtiens qu'avec beaucoup d'instance qu'il essaie quelques jours encore

Je recherche aussitôt quelles peuvent être les causes de cet insuccès et je trouve d'abord une nourriture trop azotée et beaucoup plus abondante que celle qu'il avait à sa campagne, ensuite l'usage d'eau minérale en quantité beaucoup plus considérable que je ne l'avais prescrit. Je mets ce malade à un régime sévère; pendant huit jours je remplace l'eau de Royat par celle de Contrexeville, et, au bout de vingt jours de traitement, j'obtiens une amélioration marquée. La toux et l'oppression ont diminué. Les urines sont claires et sans sable. L'état général du malade est tout autre.

Deuxième saison, l'année suivante, car l'hiver et les exigences d'une vie trop opulente ont fait revenir les troubles respiratoires.

Le traitement, cette fois, est mieux supporté. Le malade, du reste, est plein d'espoir; il prend 24 bains et 18 séances d'aspiration et part satisfait.

L'an passé, il n'est pas revenu ; avec un peu de surveillance dans son régime, il a bien passé son hiver et se croit dès lors guéri.

Affection des voies respiratoires de nature rhumatismale. — Susceptibilité des muqueuses.

Mme X..., 35 ans, père rhumatisant, ayant ressenti elle-même pendant plusieurs années des douleurs rhumatismales erratiques occupant alternativement les membres thoraciques ou abdominaux, se réveillant par le frais, s'effaçant pendant les grandes chaleurs, est adressée à Royat pour un état catarrhal des bronches.

Première bronchite il y a deux ans, ayant duré deux mois et laissé une grande susceptibilité des muqueuses respiratoires : au moindre frais, coryza, mal de gorge et toux, expectoration grasse pendant les mois humides.

Les douleurs rhumatismales se sont fait peu sentir depuis lors; mais, pendant deux hivers, Mme a dû se priver de sortir le soir et même le jour quand il y avait du brouillard. A l'auscultation, on constate des deux côtés des râles humides; rougeur et granulation de la gorge.

La susceptibilité des muqueuses est telle que le moindre courant d'air fait reparaître la toux et l'irritation du larynx. — L'été même Mme est forcée de porter des voiles épais et de se couvrir comme on le fait à la fin de l'hiver.

Une première saison de vingt-deux jours a modifié si considérablement cette susceptibilité des muqueuses, que Mme a quitté son voile à Royat, et qu'avec des précautions elle a pu sortir souvent le soir, même pendant l'hiver.

Deuxième saison en 1872. Mme, quoique encore impressionnable, l'est cependant beaucoup moins; quelques douleurs rhumatismales vagues ont reparu au printemps ; une bronchite survenue à cette époque a donné lieu à une expectoration beaucoup moins abondante que la précédente. Nos aspirations en effacent les derniers vestiges et le traitement général diminue l'impressionnabilité si vive de ses muqueuses.

Mme est cette année de toutes les courses, de toutes les promenades ; elle brave même l'air frais du soir ; j'ai appris depuis que deux hivers s'étaient passés sans accidents du côté des voies respiratoires.

Phthisie arthritique.

Mme X..., vingt-deux ans, issue d'un père goutteux, a éprouvé pendant plusieurs années des douleurs rhumatismales : — douleurs erratiques assez vives subissant du reste l'influence des changements de température. Cette jeune femme, mince, nerveuse, impressionnable, tousse depuis deux ans; elle a eu les deux derniers hivers de nombreuses hémoptysies; elle a conservé l'été une toux sèche, fatigante, ne s'accompagnant d'expectoration que le matin. — Quelques filets sanguins se montrent dans les crachats à la suite des fortes quintes.

L'auscultation nous fait percevoir, dans la région sous-claviculaire droite, une inspiration rude avec expiration soufflante et prolongée; quelques craquements secs se font entendre au niveau de l'angle inférieur de l'omoplate du même côté; une certaine rudesse générale remplace le moelleux du déplissement pulmonaire. Cette jeune femme est sujette à la migraine et a remarqué qu'un sable rouge abondant se montrait dans les urines à la suite de ces crises. — Amaigrissement depuis deux ans; coloration plus accentuée des pommettes; fatigue et essoufflement à la marche.

Arrivée à Royat en juillet 1871, elle y est soumise pendant vingt-cinq jours à un traitement consistant en boissons et en séances d'aspiration. L'amélioration ne se fait pas attendre. Elle sent dès le second jour les bienfaits de la vapeur minérale; la respiration dans la salle est plus complète, elle s'y fait à l'aise, et la malade reste plusieurs heures après chaque séance, débarrassée de sa toux et de son oppression. — Les bains interviennent alors sans aucun inconvénient; ils impriment même une tonicité remarquable à l'organisme. Quelques heures de migraine la font souffrir le cinquième jour, mais pas une hémoptysie, pas un symptôme de congestion n'est venu troubler ce traitement.

L'année suivante, cette jeune femme revient à Royat et se présente dans des conditions apparentes bien meilleures : Moins maigre, plus forte, elle marche sans fatigue et se nourrit beaucoup mieux. L'hiver se serait parfaitement passé sans une bronchite prise en mars et qui a été longue à guérir; mais même dans les accès qu'elle a occasionnés, il ne s'est pas produit de nouvelles hémoptysies. L'auscultation nous fournit des signes atténués de lésions pulmonaires. Les craquements sont très-rares. La respiration se fait avec beaucoup plus d'ampleur.

Cette saison améliore si notablement l'état de cette malade, qu'à part l'apparition, au huitième jour du traitement, de quelques douleurs articulaires aiguës qui la retiennent quarante-huit heures à la chambre, elle ne cesse de faire partie de toutes les promenades et même des excursions entreprises par les baigneurs les plus intrépides de l'hôtel.

J'ai eu chaque saison des nouvelles de cette jeune malade, et, depuis deux ans, l'amélioration obtenue se confirme.

Congestion pulmonaire de nature arthritique.

M. X...., 35 ans, a, pendant la guerre, passé plusieurs nuits froides couché sur la terre humide, et y a contracté des douleurs rhumatismales. Soigné d'abord à l'ambulance pour une localisation dans les genoux, il a éprouvé, à l'automne et l'hiver suivants, des douleurs musculaires erratiques allant des épaules au bras et à la cuisse gauche.

Au printemps, ce malade a pris une bronchite, et c'est pour elle qu'il vient à Royat. Ce malade se plaint d'une toux venant surtout la nuit après quelques heures de sommeil : toux fatigante, avec gêne de la respiration et expectoration abondante le matin. L'auscultation nous fait percevoir sous le bras gauche des râles sous-crépitants très-manifestes. Pas de fièvre et pas d'autres signes que quelques râles muqueux dans les grosses bronches.

Depuis cette bronchite les douleurs rhumatismales ont complétement disparu. Mais les accidents respiratoires subissent l'influence manifeste des changements de température. L'amélioration obtenue, en effet, par les premières séances d'aspiration est tout à coup effacée par un changement de température. Après une longue pluie le vent du nord nous porte un froid humide qui augmente pendant deux nuits l'oppression, la toux et l'expectoration ; le traitement n'est pas cependant suspendu, car le malade est sans fièvre.

Vingt-deux séances d'aspiration et autant de bains débarrassent le malade de sa toux et des heures d'insomnie qu'elle occasionnait. Le râle sous-crépitant a disparu, l'expectoration a notablement diminué, et le malade n'a éprouvé depuis trois ans que quelques retours éloignés de ses douleurs rhumatismales vagues.

Nous arrêterons là les exemples d'affections arthritiques traitées à Royat, la place de ce mémoire ne nous permettant pas de nous étendre davantage et de citer les nombreuses observations que nous a fournies à ce sujet une longue pratique.

53070 — Imp. Vᵛᵉ Renou, Maulde & Cock, R. Rivoli, 144, à Paris.

www.ingramcontent.com/pod-product-compliance
Ingram Content Group UK Ltd.
Pitfield, Milton Keynes, MK11 3LW, UK
UKHW020518180726
13839UKWH00005B/2155